"Mi viaje por la Insuficiencia Renal"

Cap. 1

Quien soy

Mi nombre es Mayra Higueros, originaria de Acatenango, Chimaltenango, soy escritora y he padecido de insuficiencia Renal Crónica Terminal.

Soy la menor de 5 hermanos, fui una niña sana durante mis primeros años pero mi condición de salud cambio un año después de que falleciera mi hermano Dolman; quien era 5 años y medio mayor que yo, mi hermano falleció a causa de una Anemia A plástica, para mis padres fue demasiado difícil aceptar su pérdida, pues hicieron todo cuanto pudieron por salvarlo más todo esfuerzo fue vano; mi hermano falleció, esto era demasiado difícil de superar en ellos , en ese entonces; yo no comprendía que era la muerte, solo veía que mi hermanito nunca volvió, lo extrañaba mucho, aunque era una niña me hacía falta, él era el único que jugaba conmigo.

Por un tiempo pensé que estaba enojado y por eso no había vuelto más, observaba a mis papás tristes, y cuando les preguntaba por mi hermano lloraban, al cumplir 5 años empecé a enfermar con mucha frecuencia, siendo niña; mis padres tuvieron temor de que también yo estuviera padeciendo la misma enfermedad que había acabado con la vida de mi hermano, se preocuparon inmediatamente por mi estado de salud pues no estaban dispuestos a perder otro de sus hijos, me realizaron todos los exámenes necesarios para determinar si padecía esa enfermedad y los resultados fueron negativos, esto les dio algo de tranquilidad y a partir de ese entonces mis padres me mantenían constantemente en chequeos médicos dado que mi salud se volvió sensible.

Por lo tanto; la mayoría de mi niñez la pasé visitando médicos, pero nadie encontraba la verdadera razón del por qué mi salud era tan precaria, algunos médicos indicaban que tenía gastritis, otros que tenía anemia, en fin diagnosticaban cualquier padecimiento, pero no encontraban él porque mi salud era tan inestable.

Al llegar a la adolescencia, mi salud mejoró; estuve estable por un lapso de dos años, luego, a la edad de 14 años; enfermé nuevamente, después de visitar a muchos médicos, finalmente uno de ellos logró restablecerme, otra vez tenia anemia, mi vida continuó así entre altas y bajas; como siempre, no determinaban la causa, ordenaban realizarme cuanto examen de laboratorio fuese necesario, sin encontrar la causa de constantes padecimientos, los cuales eran cada vez diferentes, así que me había convertido en un verdadero enigma para los médicos.

He vivido prácticamente entre clínicas y médicos, exámenes y más exámenes, el estar entre clínicas y personas relacionadas con medicina, me hacía sentir de alguna forma feliz, porque finalmente lograban tenerme por periodos más o menos de dos años con salud estable, esto para mí era bastante; contaba con tiempo para pensar en algo distinto que no fuera mi salud.

A los dieciséis años; mientras estaba en el desfile de las fiestas patrias, portando el pabellón sentí que este se volvió muy pesado, tanto que no me consideré capaz de llegar con él a nuestro lugar de destino, a pesar de lo que me estaba sucediendo, logre llegar; en cuanto pude le pedí a uno de los compañeros que tomara el pabellón, me senté, presentándose sangrado nasal, mi hermano mayor se encontraba observando el desfile, estaba sentado en la parte alta de una de las paredes del lugar, al percatarse de lo que me sucedía, se lanzó para auxiliarme, los catedráticos; al observar que el sangrado no cedía, pidieron a mi hermano que me llevara a casa, él lo hizo así, ya en casa lograron controlar el sangrado.

En Enero de 2010 comencé con infecciones urinarias que aunque eran eventuales no me parecían normales.

Busque varios médicos los cuales me recetaban medicinas que me ayudaban por un tiempo, luego todo se repetía; la mayoría de médicos continuaban tratándome por anemia, la cual había sido mi compañera en el transcurrir de mi vida, para los médicos tratantes hasta este entonces era el principal problema; esta vez sentía que había algo distinto.

Los médicos coincidían en algo, constantemente me diagnosticaban con un alto grado de anemia , los exámenes de orina y demás parecían estar normales, pasado un tiempo mi situación empeoró , y comencé a desmayarme eventualmente , mis papás me acompañaron a Antigua Guatemala; porque allí se encontraba el médico de confianza de mi padre al que por cuestiones de la vida nos frecuentábamos desde hace algunos años, ya no lo encontramos en el lugar donde estaba ubicada su clínica; actualmente allí funciona un restaurante, preguntamos a los vecinos y nos indicaron que nadie sabía del doctor.

Las personas a las que consultamos nos sugirieron a otro médico de allí mismo, según ellos muy bueno, mis padres decidieron llevarme con él, estando en su clínica me vio las uñas, me reviso los ojos y dijo que me veía mal, pidió que le dijera que síntomas sentía; le comente lo de la condición de anemia y de las infecciones urinarias, me mando a hacer algunos exámenes de urgencia…. Cuando vio los resultados dijo… hija… tus exámenes no están del todo bien, es mejor que busques un especialista.

Me recetó unas medicinas e indicó que con esto habría mejoría, pero; que sería temporal, a lo que pregunté… ¿Cómo se llama el especialista? Su profesión es Urólogo, respondió, él es el médico que puede ayudarte en tu caso, búscalo pronto, veo que tu mayor problema aparte de la anemia son las infecciones urinarias, dijo.

Tal como lo indicó el doctor, me sentí mejor con los medicamentos recetados, fue entonces cuando comencé la búsqueda desesperada de un Urólogo, en ese entonces me encontraba trabajando, y una de mis amigas me apoyó ayudando a localizar uno de confianza.

El doctor atendía únicamente martes y jueves, fui en su búsqueda, le comenté mi historia, me mando a hacer nuevamente exámenes de sangre, incluyendo ultrasonido de vejiga en donde reflejaría si funcionaba bien, los análisis ordenados salieron no del todo mal y había mejorado con respecto a los resultados de la última vez, pero, continuaba con infecciones urinarias , me recetó un   medicamento que me ayudó casi de inmediato; luego determinó que la vejiga no funcionaba bien, entonces; consideró necesario hacerme un procedimiento en la uretra llamado Cistoscopia más dilatación uretral .

Se programó y se llevó a cabo, esto ayudó bastante, a los dos meses sentí un alivio casi total, cesaron las infecciones, ya no me sentía cansada y sobre todo, era capaz de trabajar nuevamente con fuerza y concentración.

Lo Acontecido antes del colapso

El 25 de diciembre de 2011 estaba compartiendo con mi familia en Acatenango, me volví a sentir verdaderamente mal a tal punto que tuvieron que llevarme de emergencia a una clínica privada de Chimaltenango porque con lo mal que me veía consideraron que no soportaría el trayecto a la ciudad en donde se encontraba el médico que me atendía regularmente, recuerdo que me acompañó mi cuñada, en esa oportunidad estuve internada dos días.

Cuando salí me informaron que tenía alta la presión arterial, que ese había sido el problema, se me ordenaron nuevamente exámenes de laboratorio, al ver los resultados se me indicó que aparentemente estaban normales, también se me tomaron los signos vitales y estaban bien, como ya me sentía restablecida, me tranquilicé y continúe con mi vida como si nada hubiera ocurrido.

Durante algún tiempo continúe sintiéndome bien, cuando acudí nuevamente con el urólogo la cirugía había corregido por completo el problema, los exámenes se veían normales, sobre todo me sentía bien.

Para noviembre de 2012 los síntomas empeoraron, por supuesto, regresé a emergencia, igual que en la situación anterior informaron que la causa era presión alta, esto les preocupaba porque podía producirme un derrame cerebral o un infarto, lo que les extrañaba era que la presión estaba demasiado alta, luego, en parámetros normales.

A partir de ese entonces me recetaron un hipertensivo el cual me funcionó por un tiempo.

Consulté nuevamente con el urólogo por unos laboratorios que me había ordenado, me mando a realizar otras pruebas porque notaba algo en los resultados de los exámenes, esto preocupaba al médico, quiero estar seguro, dijo… justamente se acercaban las fiestas Navideñas, y el doctor se fue de vacaciones.

Me habían realizado las pruebas de laboratorio, estaba a la espera que terminaran los días festivos para visitar al doctor nuevamente.

En estos días volvieron las infecciones urinarias , comencé con síntomas muy distintos a todo lo que había experimentado en el pasado, me sentía mal , me intoxicaba con mucha facilidad, no entendía que pasaba conmigo, me preguntaba porque muchas comidas me hacían mal, empecé a eliminar lo que me afectaba de la dieta porque consideraba que eso posiblemente era lo que provocaba las intoxicaciones, aun así; seguía sucediéndome, posteriormente comencé a sentirme peor, noté que estaba aumentando un poco de peso.

Recuerdo que pude pasar la Navidad con mi familia, pero ya no fui capaz de permanecer despierta hasta la media noche, papá se molestó un poco conmigo, mi cuñada me decía...

¡Eso está raro! Quien siempre está contenta para las Fiestas Navideñas... ahora no quiere esperarla, recuerdo haber sonreído, les indiqué que me iba a levantar a las doce para darles el abrazo, me retiré y al llegar a mi habitación me quede dormida de inmediato, programé la alarma del reloj y me levante a darles el abrazo y los buenos deseos típicos de la época , no les comenté nada de lo mal que me sentía pero creo que era evidente ,

le di gracias a Dios por permitirme compartir otra Navidad con mi familia, no fue lo mismo que antes pero al menos aun tuve la oportunidad de disfrutarlo.

A finales de diciembre, no tenía deseos de levantarme de la cama, y no entendía porque si había dormido lo suficiente, me levantaba cansada, comencé a sentir bastante nausea, tomaba algún medicamento para este malestar; el cual me calmaba un poco, la presión arterial comenzó a elevarse estrepitosamente, más que cuando estuve internada lo cual me parecía raro porque usualmente el hipertensivo que me recetaron, había funcionado perfectamente, como el doctor estaba de vacaciones; decidí visitar otra clínica de mi departamento Chimaltenango en donde me recetaron otra clase de hipertensivo que funcionó unos días, dejó de funcionar con mucha rapidez, llamé a la clínica y les comenté lo sucedido, me recetaron   otro medicamento creyendo que esta era la causa de los malestares.

El Hipertensivo que estaba tomando ayudó por un tiempo como era usual me sentí mejor y tome una muy mala decisión, pues al sentirme mejor no busqué más al urólogo ni a ningún otro médico, estaba sumergida en mi trabajo y dejé lo más importante por un lado **"Mi salud"**.

Dos meses después; la presión volvió a elevarse desmedidamente, el cansancio aumentó, a tal grado que solo era capaz de avanzar una pequeña distancia y no podía más; tenía que sentarme para poder continuar, esta situación me preocupaba, en mi trabajo no estaba rindiendo lo suficiente, hacia el mejor esfuerzo pero mi cuerpo no daba más, comencé con calambres en los pies eran bastante intensos; algunas veces me dejaban sin poder caminar por un buen rato, y me desmayaba sin razón.

Cuando llegó mi periodo de vacaciones, sentí alivio porque pensé que me iba a recuperar durante esos días,   no fue así... comencé con insomnio, al principio no me preocupé, pero se volvió alarmante después de 5 días de no poder dormir, la razón por la que no conciliaba el sueño era porque cada vez que me acostaba sentía que el pecho me pesaba mucho , sentía una fuerte presión en el corazón , se presentaba un dolor intenso que me causaba la sensación de ahogarme , no podía estar ni siquiera 10 minutos acostada   era intolerable para mí, el cansancio me dominaba, así; que durante el día, solía quedarme unos momentos dormida en el sofá o donde fuera posible estar sentada, ya que era la única posición en la que lograba descansar , cada vez me sentía peor , pasaron dos días más y llegué a siete días en total sin dormir.

Estaba fatal, no suelo quejarme hasta que considero que la situación es intolerable; tal vez es otro de mis errores, al darse cuenta mis padres decidieron llevarme a la emergencia del hospital de Chimaltenango, ya que ningún médico particular daba solución hasta el momento, y ya no había visitado al médico que llevaba mi caso, cuando llegué, me colocaron oxigeno durante toda la noche, sentí alivio, es terrible experimentar la sensación de estarse ahogando, me dieron otro medicamento para presión alta logrando controlarla, tampoco los médicos de allí comprendían la causa de porque me sentía tan mal.

Como me encontraba recluida en área roja por asfixia, llegó un doctor; me examinó los pulmones preguntando: ¿Porque la tienen aquí? ella no es para emergencia, me retiró el oxígeno observándome por un lapso de tiempo, notó que no respiraba bien, por lo que optó dejármelo nuevamente, indicó que los pulmones estaban bien, ¿Qué sucede entonces? Susurró, en ese preciso momento entró una doctora muy joven , el doctor le explicó que me había examinado los pulmones y que funcionaban normalmente.

Comenté a ambos médicos lo que había experimentado durante los últimos días , también añadí que había estado visitando a un médico urólogo; y que últimamente me había ordenado unos exámenes, para estar seguro de la situación , ¿ Que exámenes? preguntó la doctora... de sangre, respondí; recuerdo creatinina únicamente dije, ambos doctores se vieron, luego ella dijo... vamos a hacerte acá unas pruebas de sangre, luego de eso se retiró, pero antes dejó indicado que me dejaran con oxígeno, que lo retiraran solamente si yo era capaz de respirar por mi propia cuenta.

Pase medio día más allí, mi hermana y mi mamá me acompañaban debieron permanecer afuera, cuando estuvieron listos los resultados no me informaron nada, hablaron con mi familia, les explicaron que los exámenes habían salido mal y que si no recibía atención estaría constantemente llegando a Emergencia, les informaron que debía ser trasladada a otro centro asistencial puesto que habían determinado que posiblemente estaba sufriendo de una enfermedad renal.

Debían llevarme al Hospital Roosevelt para que confirmaran dicho diagnóstico, recuerdo, que salimos del hospital de Chimaltenango directamente en busca de un taxi que nos llevara a la ciudad, cuando finalmente lo conseguimos le indicamos que nos dejaran en zona 11, allí, mi tío pasaría por nosotras, yo sentía mucho frío y poco ánimo de caminar; después de un trayecto que para mí era interminable; finalmente llegamos al hospital Roosevelt.

Había bastantes pacientes en espera en el área de emergencia, tardamos alrededor de 3 horas en poder ingresar, luego me extrajeron muestras de sangre y me indicaron que los resultados estarían en dos horas, después, realizaron otras pruebas de sangre; dijeron que los resultados los tendrían en cuatro días , que debía volver, me llevaron a casa de mi tío, su esposa decidió llamar a un médico amigo suyo y le comentó mi estado, él indicó que ayudaría el que me nebulizaran cada noche, y que a la prontitud debíamos visitar un Nefrólogo, nos recomendó a alguien de su confianza.

Para este entonces continuaba con problemas al acostarme aunque las nebulizaciones me ayudaron, en el hospital Roosevelt los exámenes lanzaban resultados no alarmantes, según los médicos todavía no podían confirmar una insuficiencia renal, indicaron que debían realizar varios estudios, estos indicarían finalmente que era lo que me ocurría, la realización de estas pruebas tomó aproximadamente 3 semanas , la última prueba fue un ultrasonido renal, para ese entonces mis riñones tenían tamaño normal según indicó la doctora que lo realizó, mis riñones estaban más o menos;

esto me dejó en el limbo, ¿Que significaba más o menos?, ¿Padecía insuficiencia renal ? Además yo no tenía idea de lo que era esa enfermedad.

Casi finalizaba el mes de Febrero cuando fuimos con mi tío por los resultados, me dijeron que esperara afuera; hablaron con mi tío, luego el me indicó que se había confirmado que padecía de insuficiencia renal, nos refirieron a UNAERC con el expediente supuestamente completo, al día siguiente por desconocimiento nos presentamos a las 07 de la mañana a la institución en mención, era increíble la cantidad de personas que estaban esperando, preguntamos al señor de seguridad que se encontraba en la puerta quien nos indicó hacia donde debíamos dirigirnos e indicar que iba como primer ingreso.

Adentro, era desolador lo que veíamos, niños, adultos y adultos mayores, con un aspecto que no ocultaba ver lo mal que se encontraban, al entrar estuvimos esperando por largas horas, finalmente revisaron mi expediente e indicaron que faltaban dos exámenes hepatitis b y hepatitis c; que debíamos presentarnos el día siguiente a las 4:00 de la mañana.

Hicimos lo sugerido y nos presentamos temprano, los resultados del laboratorio nos fueron entregados hasta ya tarde , no volvimos a UNAERC, decidieron llevarme con el Nefrólogo puesto que ya habíamos programado la cita con anterioridad, justamente estaba para el mismo día, visitamos al doctor, llevábamos con nosotros los análisis de los exámenes que me habían realizado en el Hospital, el Nefrólogo que me atendió fue el Doctor Vicente Sánchez Polo.

Cuando estábamos en su clínica, revisó los análisis, me brindó una explicación más amplia y detallada sobre la condición de mi salud, confirmó que estaba padeciendo de insuficiencia Renal crónica terminal, el doctor, nos comentó que necesitaría terapia sustitutiva para sentirme mejor , como le comentamos que habíamos visitado las instalaciones de UNAERC;   me preguntó si contaba con Seguro Social a lo que respondí que sí, me explicó que esta institución podía proporcionarme el tratamiento que necesitaba, que no era necesario seguir con los tramites de UNAERC , dijo que esa opción era para las personas que no contaban con seguro social, me sentí bastante aliviada, estaba entendiendo un poco más lo que era esta enfermedad, nunca antes había escuchado acerca de este padecimiento.

El Doctor Vicente fue verdaderamente amplio y explicito con todo lo referente a la enfermedad, es verdaderamente alentador que expliquen las cosas con suavidad, nos ayudan a comprender de lo que se trata este padecimiento,   me habló acerca del trasplante renal que es uno de los tratamientos adecuados, me explicó que el primer paso para restablecer mi salud era recibir Hemodiálisis, según los resultados de los exámenes yo me encontraba en estadía 5 ,   sufriendo de Uremia (Conjunto de síntomas cerebrales, respiratorios, circulatorios, digestivos, etc. , que se producen por acumulación de productos tóxicos en la sangre), la hemodiálisis era urgente, el doctor también me explicó que para eso era necesario colocarme un acceso llamado catéter, y aunque ya me había explicado que tenía que colocármelo y contar así con una vía para realizar las hemodiálisis yo aún no había comprendido el cien por ciento de que me hablaba, regularmente pregunto aquello que no logro comprender plenamente; trato de que se me aclararen las dudas que surjan, pero me encontraba muy mal puesto que estaba intoxicada y mi grado de concentración no era el usual.

En esos días también me había hinchado de los tobillos, y el rostro, por un tiempo pensé que mi vida se había acabado y no sé porque pero inmediatamente imaginé que debía estar aislada el resto de días que me quedaran de vida, me sentía fatal, y pensé que seguiría sintiéndome así el resto del tiempo.

Fui internada en el seguro social, me realizaron nuevamente variedad de exámenes aunque había presentado el expediente que me abrieron en el Hospital Roosevelt decidieron realizar nuevamente pruebas, dos días después me colocaron el catéter, estaba nerviosa pues cuando le preguntaba a algunos que ya lo tenían colocado, me decían que dolía; otros que no, me quedaba el consuelo de ver que no estaban aislados como yo creía en un principio, ellos estaban caminando, me explicaron que si había que tener muchos cuidados porque el catéter se infectaba con facilidad.

Finalmente llegó el día, se presentó la señorita que iba a colocarme el catéter, ella me preguntó en donde quería que me lo colocara, respondí; no tener idea, pedí favor se me explicara las opciones, me dijo lo siguiente: se puede en varios lados, las piernas, pero algunos pacientes allí no les dura, la yugular, pero me han indicado molestias al girar la cabeza, y también se puede cerca de la clavícula, es el área donde más dura, pero duele más al colocarlo, así que ¿en dónde se decide? En la clavícula por favor... le indiqué, ¿izquierda o derecha? preguntó, no lo pensé mucho y dije... en la derecha.

Ella comenzó con el procedimiento, limpió el área y luego me aplicó anestesia, no pude observar más porque me dijo que volteara el rostro hacia el otro lado, se le dificultó colocar el catéter; no la agarro, decía... el efecto de la anestesia estaba pasando, comencé a sentir dolor, traté de soportarlo, pensé que si comenzaba a quejarme no iba a ser nada más que empeorar la situación , finalmente voltee a verla y note que estaba sudando, entonces comprendí que ella se estaba esforzando por colocar el catéter , colocó algo en mi espalda; esto me levantó , intentó nuevamente, esta vez pudo colocarlo, respiré profundo, porque finalmente lo había logrado, luego, me inyectaron un medicamento para el dolor , una hora más tarde me llevaron la comida pero con lo adolorida que estaba no la acepté.

Esa misma noche asistí a mi primer tratamiento de hemodiálisis, era desagradable no saber a qué me enfrentaría; y más cuando no tenía idea de cómo sería, me llevaron en silla de ruedas hacia la sala.

Al llegar bajé de la silla de ruedas indicándome la enfermera que subiera al sillón de Hemodiálisis; se me enseñó cómo cambiar la posición en el control para que estuviera más cómoda, una de las señoritas técnicas me explicó que este procedimiento no dolía, el tratamiento la va a hacer sentir mejor, me indicó.

Me dolió cuando me conectaron a la máquina, después, comprendí que no era la máquina en sí, era el catéter lo que dolía porque me lo acababan de colocar, fue bastante impresionante ver como circulaba la sangre, Pensé...!Dios mío cuanto tiempo soportaré esto!, me dieron dos horas y media de hemodiálisis a una velocidad baja porque era la primer vez; empezó a dolerme la cabeza, me aplicaron un medicamento y sentí mejoría, al salir; no tenía fuerza, cuando terminó el tratamiento fueron a traerme en silla de ruedas nuevamente, al regresar al lugar donde estaba internada, me senté en la orilla de la cama, me sentí fatal, tenía nausea, como me fue posible alcancé un bote de basura y comencé a vomitar, sentía que me iba de boca, una compañera de habitación pidió ayuda a una enfermera quien llego a asistirme, varios de mis compañeros de habitación me ayudaron, me colocaron en la cama, alguien me cubrió, uno ellos nivelo la cama, me sentí agradecida de recibir el amor de compañeros, entonces, me quedé con la idea de que cada vez que recibiera una hemodiálisis sería igual de difícil.

Entonces, sentí no tener fuerza, se acababa todo para mí, las finanzas se vinieron al suelo, me sentí impotente, sin capacidad para hacer nada, pensé que todo había llegado a su fin , estando en la cama recuerdo haber conversado con Dios, en mi oración le decía, ahora sí ya no puedo, he hecho todo cuanto ha estado a mi alcance, percibo estar en el límite, me pongo en tus manos hágase en mi tu voluntad, te pido fortaleza para enfrentar lo que venga, después de eso, era tanto el malestar que caí rendida y dormí hasta tarde.

Suelo soñar con frecuencia, pero esta vez no tuve ningún sueño, solo recuerdo que mientras dormía alcancé a escuchar… ¡no estás sola!, " Hay Ángeles a tu alrededor ".Al despertar a la mañana del día siguiente; me sentí mejor, con ánimo; no quería estar más acostada en la cama , así que me levanté, me dirigí a conversar con los pacientes renales, a preguntarles acerca de cómo serían las veces posteriores, si tendría la misma reacción cada vez, uno de ellos me preguntó… ¿Cómo se siente ahorita? Mucho mejor…respondí, estoy animada, le dije, así será, enfatizó él, cada vez se sentirá mejor dijo… le pregunté ¿Saldré así de mal cada vez que vaya a tratamiento? Me respondió… no, no tenga pena, el cuerpo se acostumbra, me tranquilicé al escuchar las palabras de aquel hombre.

Reflexioné, y supe que no estaba sola, que nunca lo había estado, recibí ayuda desde el principio, los Ángeles a veces no son seres con alas y vestiduras blancas como solemos imaginarlos, pueden estar manifestados en aquellos que nos rodean, en quienes se levantan para ayudarte cuando ya no puedes más, pueden ser médicos , enfermeras o cualquier persona que no conocemos; quienes se toman el tiempo y voluntad para decirnos palabras alentadoras, los Ángeles muchas veces tienen rostro nombre y apellido, caminan, viven, sufren y sienten igual que nosotros, a partir de ese momento comprendí que los Ángeles se muestran cuando en verdad se les necesita.. Los míos definitivamente estaban apareciendo.

Tres días después, pasé nuevamente a la máquina; esta vez me dieron el tratamiento por la noche, inició a las 10 terminando a las 2:00 de la madrugada , me di cuenta cuando fui conectada a la máquina, no hubo dolor, el joven técnico me indicó lo siguiente: Si quiere dormir duerma, agradecí y pensé que podría permanecer despierta para ver el procedimiento; y tratar de entender cómo funcionaba la máquina, soy bastante curiosa y trataba de comprender un poquito más; no pude, a la media hora estaba dormida, desperté cuando el técnico me indicó que había finalizado...¿De verdad? Pregunté, no podía creerlo; no me di cuenta, estaba pendiente de la reacción, me fueron a traer en silla de ruedas nuevamente, luego; me acomodé en la cama y dormí profundamente, comprendí que mi vida aun con insuficiencia renal crónica terminal no sería del todo mala, no iba a estar aislada como pensé al principio y sobre todo... mi vida continuaba.

Lo importante aquí es vencer el temor a lo desconocido, no todo es malo como creemos al principio, gradualmente te vas a sentir mejor y vas adquiriendo nuevamente habilidades y fuerza para seguir con tu vida.

Estando internada

Continuaba internada, tenía compañeros y compañeras, cuando eran informados de sus padecimientos cada uno reaccionaba diferente, algunos de ellos se comunicaban con Dios, otros; simplemente lloraban y preguntaban ¿Porque a mí? Otros se quejaban y decían que su dolor era insoportable, les administraban medicamentos para tranquilizarlos y se sentían mejor, yo... me limitaba a observar.

El tercer día observé a una señora que había estado quejándose los últimos dos días , ese día empeoró, las enfermeras estuvieron todo el tiempo pendiente de ella, aun así, cada vez se sentía peor , así transcurrió el día hasta que las enfermeras consideraron que solas no podían controlar la situación, llamaron a varios médicos reportando emergencia, un grupo bastante grande de médicos llegaron a asistirla, la cubrieron con una especie de cortinero para que los demás no observáramos, yo estaba a solo dos camas de distancia y no pude evitar darme cuenta de todo.

La señora dejó de respirar, le colocaron oxígeno, la entubaron, le dieron toda la asistencia necesaria, fue cosa de minutos, finalmente lograron restablecerla.

Aunque no es nada agradable observar a una persona mal de salud, fue gratificante observar el esfuerzo de médicos y enfermeras para salvar la vida de aquella mujer, en cuanto lograron restablecerla, se retiraron y ella permaneció tranquila.

Horas más tarde, uno de los compañeros se acercó a la paciente que había estado al borde de la muerte, oraron juntos.

Al día siguiente le permitieron a la hija de la señora que la visitara, nunca olvidaré como los ojos de aquella mujer se llenaron de alegría al ver a su hija una vez más, y los ojos de la señorita se llenaron de lágrimas al ver a su madre en esa condición, por la noche la paciente volvió a empeorar; fue llevada a cuidados intensivos y nunca regresó.

Es fuerte la impresión cuando por vez primera vemos a alguien al borde de la muerte, es ahí donde nos damos cuenta que la vida puede acabarse en tan sólo un suspiro, por lo mismo no vale la pena perder el tiempo en frustraciones en el tiempo que nos quede por vivir; sea mucho o poco, cuestionándonos del por qué estamos enfermos, aún con padecimientos fuertes debemos optar por vivir la vida al máximo, agradecer que seguimos aquí y recordar que para nosotros aún existe el hoy.

Cap. 2

Al regresar a Casa

Me concentré en aprender sobre mi nueva condición de vida, comencé a leer todo cuanto encontraba en cualquier medio disponible para aprender sobre la insuficiencia renal crónica, trataba de asistir a conferencias de enfermos renales porque no hay nada mejor que estar bien informado sobre la situación de salud por la que estamos atravesando, me sentí mucho mejor cuando logré comprender más ampliamente de que se trataba esta enfermedad.

Algunos meses después me vi en la necesidad de recurrir a familiares y amigos, recuerdo que me daba mucha vergüenza pedir ayuda, me daba pena recibir dinero cuando alguna de mis amistades o familiares se acercaban para dármelo, porque hasta este punto de mi vida, me sentía autosuficiente, pensaba que debía depender nuevamente de familiares y amigos y no se me hacía muy agradable, con el tiempo comprendí que siempre va a llegar un momento en la vida, en que necesitaremos el apoyo de nuestros semejantes, porque en alguna circunstancia de nuestra vida, la ayuda es necesaria, y debemos recibirla de quienes no la comparten porque lo hacen con todo cariño.

De igual manera, cuando se nos presente la oportunidad debemos devolver un poco de la bondad que hemos recibido, podemos hacerlo con tan solo detalles, o pequeños actos de amor, debemos animar y orientar a aquellos que se encuentran recién enterándose del padecimiento renal, para algunas personas el enterarse de esto; pueden percibirlo como el fin de su mundo, siendo otra la realidad, puede ser que esas personas necesiten ser escuchadas y orientadas para aceptar la noticia con más tranquilidad, saber escucharlas puede convertirse en un acto de amor.

El lapso para sentirse mejor

La primer vez que me realizaron una hemodiálisis, experimenté cambios en mi cuerpo, pero las mejoras fueron dándose gradualmente, tomó un lapso aproximado de un mes el sentir la mejoría absoluta, no me sentía débil, tenia deseos de volver a realizar mis actividades cotidianas, sobre todo... me sentí útil otra vez, inmediatamente pensé en concluir mi proyecto en el que había estado trabajando dos años atrás, "La publicación de mi primer libro".

Algunas personas me dijeron que no era el momento, pues según ellos ahora debería concentrarme en mi salud, sugerían que mi proyecto podía dejarlo para después, reflexioné... decidí no dejarlo para un futuro, opté cuidar de mi salud por supuesto porque no volvería a cometer el mismo error que cometí en el pasado que probablemente fue la causa de mi colapso , pero tampoco me detendría en mis propósitos , este era el momento, había dedicado dos años de mi vida a este proyecto y ahora que comenzaba a sentirme mejor, era el momento, me propuse concluir lo iniciado, no sé si fue casualidad o coincidencia, pero el libro estaba listo un mes después de haber sido diagnosticada; el tiempo exacto que tomó mi recuperación.

Afiné detalles que me faltaban, finalmente; fui aceptada en una editorial y me sentí muy satisfecha de haberlo logrado.

No me arrepiento de haber continuado con el proyecto aun estando enferma porque eso mantuvo mi mente ocupada, mi libro me ha dado grandes satisfacciones, sobre todo... me mantuvo motivada, me sentí capaz de seguir obteniendo logros, entendí, que debemos buscar motivos para continuar, aunque se padezca una enfermedad fuerte, estar vivo es una gran bendición, y cada nuevo día de vida es una oportunidad para realizar sueños, aun ...con limitaciones; no hay que dejar de soñar, estando enfermos podemos conseguir lo que nos propongamos.

El primer paso para superarse, es mantener mente positiva, si te deprimes definitivamente estarás mal, todo va a ser más difícil, pensaremos que todo acabó, que no hay esperanza ó, que seguramente pronto moriremos, si lo vemos positivamente, tenemos vida y oportunidad de compartir con las personas que amamos y que nos aman.

Debemos agradecer y aceptar la enfermedad como parte de nuestra nueva vida, aprender que cada día de vida es una nueva oportunidad para seguir luchando.

Se debe desechar el pesimismo, alejar el pensamiento de "Yo soy el que está peor, seguramente moriré" porque no es así, el simple hecho de despertar una vez más, abrir los ojos y poder levantarse de la cama ya es un triunfo, hay que agradecer por eso, y disfrutar hasta del más pequeño detalle de la vida, tenemos la Bendición de estar vivos, no hay que perder el precioso tiempo que nos brinda vida.

El amor es lo que te ayudará a Sanar

Una de las primeras cosas que atravesaron por mi mente… En cuanto se me informó de mi padecimiento, fue… ¿Qué haré ahora? Con el paso el tiempo me fui recuperando; me sentí apoyada por mi familia y amigos, entendí que debía tener fuerza de voluntad y que con fe e ingenio las cosas gradualmente mejorarían.

Sé claramente que cuando se está enfermo es comprensible tener reacciones diversas, nos podemos comportar malhumorados, tratar a las personas que nos rodean con tiranía, buscar culpables de lo que nos sucede, decidiremos creer o dejar de creer, justo en estos momentos tu fe estará a prueba

Pero créeme, nadie querrá estar a tu lado por la mala, es indudable que te sientas mal y que los demás no sientan lo mismo , sin embargo; debemos tratar a los demás, como queremos ser tratados, tu "Fe" tomara un papel muy importante, si decides perderla según tú estarás solo, sin esperanza, no hay solución, mi consejo es: que no pierdas la fe, pues es cuando más la necesitarás , dejarla por un lado, es perder la fortaleza, trata con cariño y respeto a quienes te rodean, explícales cómo te sientes para que te comprendan mejor ; si optas por esta actitud, recibirás lo que en realidad necesitas... Trato de amor y comprensión, y tu fe te mantendrá en pie y con actitud firme para enfrentar tu nueva condición de vida.

También debes comprender que este padecimiento no solo te afecta a ti, sino a todo tu núcleo familiar , mi mensaje para tu familia es: Que acepten con serenidad tu nueva condición de vida , sé que no es nada fácil puesto que me di cuenta cómo reaccionó mi familia , a ellos los vi anímicamente mucho más afectados que yo cuando se enteraron de mi padecimiento, pero no entren en negación, la enfermedad renal es una realidad y hay que aprender a vivir con ella; ustedes son los que directamente podrán ayudar a la persona que está padeciendo esta enfermedad, serán el impulso directo de su familiar, su amor y comprensión se transformará en motor para el enfermo renal , deben pensar en la recuperación del familiar o amigo, tendrá un cambio de vida fuerte , pero es soportable siempre y cuando cuente con su apoyo.

La susceptibilidad de un enfermo renal es bastante marcada, cada regaño e incluso una pequeña corrección puede percibirse intensa , es posible que una situación sin importancia se convierta en río de lágrimas, este cambio se presenta con frecuencia, hay que aprender a manejarlo, sé que ahora solo querrás recibir amor, comprensión y consuelo; pero habrá días en que no será así, así es la vida; antes de enfermarte pudiste vivir tranquilamente a ritmo normal, sin dudarlo ahora también podrás porque en la vida aún hay mucho por hacer y por lograr..

No pierdas tu alegría

Es increíble lo que una sonrisa puede transmitir, no hay que amargarse la existencia ni enfadarse, porque nadie es culpable de nuestra actual situación, los únicos responsables de mantenernos bien aun con este padecimiento somos nosotros, así... Que, no hay que dejar de sonreír; hay que mantener la alegría en nuestro corazón y hay que reflejarlo a través de la sonrisa.

Disfrutemos del cariño que estamos recibiendo de nuestros amigos por medio de sus llamadas, mensajes de texto, de cada abrazo; gravemos en nuestro corazón cada uno de los "Te quiero" que recibamos.

Cap. 3

Opciones de tratamiento
Para la insuficiencia renal

El paciente renal puede optar por los siguientes tratamientos: **Hemodiálisis, diálisis peritoneal y trasplante Renal.**

¿Qué es hemodiálisis?

La hemodiálisis en términos médicos es la terapia de sustitución renal, lo que hace es sustituir en parte la función de los riñones a través de una máquina, esta máquina extrae la sangre del organismo a través de unas líneas, una venosa y otra arterial con conectores identificados de color rojo en la arterial y azul para la venosa, las cuales se conectan a un catéter o una fístula que previamente tendrá que ser colocado al paciente , a través de las líneas la sangre fluye y llega al filtro , la función de este filtro es eliminar de la sangre tóxicos que los riñones no pueden eliminar.

En términos comunes, es una máquina a la cual nos conectan, en las líneas vemos circular nuestra sangre, el procedimiento no es doloroso; impresiona verlo por primera vez, luego de un tiempo, la persona se acostumbra y sobre todo apreciará el sentirse mejor , gracias a los tratamientos de hemodiálisis, la máquina elimina los tóxicos, también es necesaria para retirar el exceso de líquido de nuestro cuerpo, los pacientes renales usualmente acumulan líquidos (se hinchan), por lo mismo debe consumir poca cantidad de líquidos , como máximo un litro de agua al día , incluyendo las comidas que contengan agua, entre más se controle el consumo de líquidos mejor, se mantendrá menos hinchado .

El tratamiento tiene una duración de entre cuatro y tres horas y media, deberá aplicarse tres veces por semana, se debe tomar en cuenta que los riñones filtran los tóxicos diariamente y el tratamiento sustitutivo solo lo hace tres veces por semana, es inadecuado asistir con menos frecuencia al tratamiento, porque tres veces por semana es lo ideal.

Pude observar pacientes que optaban por recibir el tratamiento con menos frecuencia, se les veía físicamente mal, muchos de ellos fallecieron por complicaciones, debemos amarnos y apreciar el poder contar con el tratamiento y la oportunidad que muchos desearían tener.

El tratamiento se recibe en grupo, así, que habrá con quien conversar si se desea, algunos pacientes optan por ver televisión, otros por leer, otros conversan y otros sencillamente duermen, decídanse por lo que más les atraiga así no sentirán el tiempo.

Con la colaboración de la técnico de hemodiálisis Jennifer Barrios.

Accesos para hemodiálisis

Para recibir la hemodiálisis es necesario contar con un acceso, los que están disponibles son: catéter, fístula, injerto, catéter permacath.

Catéter

El catéter es un dispositivo en forma tubular que es introducido dentro de una vena, en el catéter son conectadas las líneas de la máquina, esto permite recibir el tratamiento.

Catéter Permacath
(Catéter permanente)

Es otro tipo de catéter, de más duración y que provoca menos infecciones, también requiere de cuidados para evitarlas.

Términos definidos gracias a la colaboración de doctora Fabiola Galindo.

Fistula

La fístula arterio-venosa, es un acceso por medio del cual nos pueden realizar la hemodiálisis, con esta hay menos riesgo de infección.

La fístula, es un tipo de acceso permanente para la hemodiálisis. Este acceso debería ser la primer opción para el tratamiento, pero, no está disponible tan rápido puesto que necesita tiempo para madurar, generalmente, primero nos colocan un catéter.

Para hacer la fístula en una arteria, se conecta quirúrgicamente con una vena, usualmente se realiza en el antebrazo pero también es posible que la coloquen en la pierna. El flujo sanguíneo aumenta rápidamente en la vena, la que se engruesa y desarrolla la fístula que será utilizada en el tratamiento. El desarrollo de la fístula puede tardar varias semanas, e incluso puede durar más de un mes.

La fístula permitirá más libertad al bañarse.

Como paciente pude observar que la mayoría de los compañeros a los que les colocaron fístula, les comenzaba a funcionar aproximadamente después de 4 semanas, al colocarla en el antebrazo se percibe una vibración, pude sentirla cuando alguno de mis compañeros me decían que tocara su brazo para que percibiera como vibraba.

La fístula también requiere de cuidados, en el brazo en que se tiene colocada, no se pueden cargar cosas pesadas, se debe mantener la presión arterial lo

Más estable posible pues el descontrol de presión alta o baja puede ocasionar que se pierda la fístula, con los cuidados adecuados puede llegar a durar años.

Gracias a la colaboración de doctor Josué Piedra santa.

Injerto

Es otro tipo de acceso permanente para la hemodiálisis, para realizarlo el médico conecta quirúrgicamente una arteria con una vena mediante un tubo blando, este tubo se coloca bajo la piel del brazo o del muslo en forma similar a las venas naturales. El injerto puede estar listo para utilizarse en pocas semanas.

A los pacientes que no se les puede colocar fístula, les queda la opción de colocarse injerto.

Información proporcionada por Doctora Fabiola Galindo Castillo.

Ve la máquina de hemodiálisis como tu aliada, te brinda una nueva oportunidad de vida.

Evitemos ver a la máquina de hemodiálisis como un martirio, es aconsejable apreciarla y valorarla como lo que es "el instrumento que nos proporciona mejor calidad de vida", si nos frustramos, los tratamientos cada vez los sentiremos más pesados, pero , sí vemos la máquina como nuestra aliada, aprenderemos incluso a disfrutar el tiempo que estemos conectados a ella, además, contamos con compañeros para conversar, es interesante conocer las experiencias que cada uno de ellos ha vivido, además se puede encontrar verdaderos amigos, aquí todos sabemos exactamente cómo se siente el pertenecer al grupo del enfermo renal.

¿Qué es la diálisis peritoneal?

Diálisis peritoneal es otro tratamiento para eliminar los tóxicos del cuerpo cuando los riñones no funcionan adecuadamente.

Este procedimiento permite depurar líquidos del cuerpo y electrolitos en pacientes que sufren de insuficiencia renal, para esto se utiliza una membrana natural llamada peritoneo, esta funciona como filtro.

Consiste en introducir el fluido de diálisis en la cavidad peritoneal a través de un pequeño tuvo flexible que se implanta en el abdomen de forma permanente, para esto se requiere de una intervención quirúrgica menor, parte de este catéter debe permanecer fuera del abdomen, ya que de esta forma se podrá conectar a las bolsas de solución de diálisis.

El catéter quedara oculto debajo de la ropa, regularmente a este catéter se le llama catéter de diálisis.

Al realizarse la diálisis peritoneal es importante hacer los cambios en un área totalmente limpia, ya que existe riesgo de contraer infección, para esto se recibirá un entrenamiento previo.

Este tratamiento debe aplicarse diariamente 4 veces al día.

Explicación otorgada por Doctor Miguel Castillo.

Cuidados del catéter

El catéter es bastante delicado, principalmente hay que evitar que caiga agua en el área en la que está colocado, al bañarse hay que cubrirse bien.

Durante el tiempo que tuve el catéter me cubría con bolsas plásticas y las adhería a mi cuerpo con micropore, hay que aprender a bañarse de una manera distinta, primero hay que lavarse el cabello, secárselo, luego, asearse el cuerpo evitando derramar líquido sobre el catéter.

Se debe tratar de utilizar muy poca agua en el área cercana al catéter, en mi caso; después de terminar de bañarme me limpiaba el área cercana al catéter con toallitas húmedas, las cuales me funcionaban bien para mantener el área limpia, también hay que tratar de evitar el contacto con animales porque el cabello es infeccioso, como tercer punto, hay que evitar el polvo.

Evita estar mucho tiempo bajo el sol, porque esto puede provocar sudoración, lo cual también puede provocar infección.

No se deben cargar cosas muy pesadas con el brazo donde se encuentre colocado el catéter, esto no garantiza que en algún momento se adquiera infección, pero; por lo menos se evitará el mayor tiempo posible, conocí personas que a la semana ya tenían infección, pero esto se debía a que no tomaban los cuidados adecuados, así, que es mejor cuidarse para evitar estos inconvenientes.

Otros problemas que pueden presentarse

Aparte de las infecciones también se puede dar el caso de que el catéter no funcione, cuando esto sucede se escuchara decir a los técnicos de hemodiálisis "el catéter no da", que esto suceda una vez no es señal de alarma, a veces comienzan así y más adelante trabajan con normalidad; o si se da el caso los utilizan invertidos para que funcione, si el problema persiste, entonces será necesario cambiar el catéter aunque no haya infección.

Como saber cuándo se tiene una infección

Lo primero que se experimentará es una sensación de frío, especialmente cuando ya se está acabando el tratamiento de hemodiálisis, también puede presentarse supuración en el área en donde este colocado el catéter, serán los técnicos de hemodiálisis quienes se den cuenta de la supuración.

Es importante prestar atención a estos síntomas, cuanto más pronto se note la infección, es mejor, porque se puede iniciar tratamiento de inmediato.

Si no se detectan con prontitud los síntomas empeorarían, el frío llega a sentirse hasta en los huesos, fiebre alta que provoca fuerte sudoración hasta llegar a mojar la ropa, pesadez en las piernas y dificultad para caminar.

También se puede experimentar un fuerte dolor en el pecho, si el catéter está colocado cerca de la clavícula (allí era en donde yo lo tenía colocado) provoca dolor intenso y se llega a percibir la sensación como si se estuviese quebrando , para que la infección sea controlada, es necesario que se apliquen antibióticos, los cuales serán prescritos por médicos ,también se pueden utilizar en crema, pero, si la infección continúa; no hay que esperar mucho tiempo y lo que procede es que el médico retirare el catéter y coloquen uno nuevo pero no en área infectada, los síntomas desaparecerán casi inmediatamente después de ser retirado el catéter.

¿Sentiré mucho dolor cada vez que me cambien el catéter?

La respuesta es, NO, todo dependerá de la persona que lo coloque, yo, tuve dos catéteres, el primero; fue complicado y doloroso, me duró 9 meses, luego, sufrí de una infección para lo cual la solución fue retirar el catéter, me colocaron el segundo y ese no me dolió para nada, la colocación tomó unos minutos.

¿Cuánto tiempo pasaré en hemodiálisis, o diálisis peritoneal?

Mientras atravesaba por este proceso, me di cuenta que muchos pacientes llegan al tratamiento con la idea de que será temporal, que se curarán y ya no tendrán que asistir más.

Considero importante aclarar el hecho de que la hemodiálisis o diálisis peritoneal, son un tratamiento no una cura, el tratamiento es de por vida, la única alternativa para dejar de recibirlo es someterse a cirugía de trasplante renal, que también es un tratamiento por medio del cual ya no habrá necesidad de someterse a los tratamientos anteriormente mencionados.

Cap. 4

El que tengas que ver a otros partir no quiere decir que ya sea tu momento.

Padeciendo esta enfermedad será inevitable ver a otros compañeros partir, es doloroso pero inevitable, la mayoría de personas sienten mucho temor al ver , o saber que algunos de los compañeros falleció, inmediatamente asumen que ellos serán los siguientes, es natural sentir este temor , el que alguno de los compañeros, o algún amigo que esté sufriendo de este mismo padecimiento, fallezca; no quiere decir que ya sea tu turno, es difícil afrontar estos momentos, es algo que tienes que aceptar como parte de la vida, y de la experiencia que estás viviendo.

Debes tomar la responsabilidad de cuidarte a ti mismo, y de saber que tu vida es el tesoro más preciado con el que cuentas, no vas a morir inmediatamente después de que uno de tus compañeros o amigos haya fallecido, vas a morir cuando sea tu momento, ni antes ni después, incluso puedes vivir muchos años padeciendo de insuficiencia renal crónica , no pierdas tu tiempo pensando en que te vas a morir, he conocido personas que tienen 25 y 28 años en tratamiento de hemodiálisis, y se ven muy bien, ellos están bastante agradecidos de continuar con vida, así que, hay que agradecer cada día de vida y no temer a lo que tal vez pasará dentro de mucho tiempo.

Toma puntualmente tus medicamentos

Siendo paciente renal, es muy importante tomarse los medicamentos como indican los médicos, pude darme cuenta que, algunos enfermos renales deciden no tomar todas sus medicinas, cuando les preguntaba ¿por qué ellos argumentaban que eran muchas pastillas? Respondían... que les ocasionaba molestias estomacales, otros, simplemente decían que les fastidiaba estar tomando tanto medicamento, decidí preguntarles si sabían para que servían cada uno de los medicamentos, la mayoría respondió que no.

Pensé... Si la mayoría de los medicamentos traen adentro un instructivo que indica para que sirven, ¿por qué no lo leen? , es importante informarse, esto solo tomará unos minutos, aun así, la mayoría de personas no lo hacen, hay que aprender a dedicar un poquito de tiempo a la lectura, especialmente de los medicamentos que nos mantendrán bien en la medida de lo posible.

Noté una gran diferencia entre las personas que nos tomábamos todos los medicamentos, y aquellos que no lo hacían, ellos se veían bastante pálidos, desganados , delgados; muchas veces los vi dirigirse a emergencia, creo; que llegar a esos extremos por la irresponsabilidad de no tomarse los medicamentos es no amarse a uno mismo, cada medicina tiene su función, son varios los medicamentos, porque los enfermos renales tienen muchas necesidades, algunos regulan el calcio, otros ayudan a que los huesos lo absorban, otros mantienen el nivel de hemoglobina, algunos regulan la presión, en fin... Cada uno tiene una función específica, así, que hay que tomarlos todos, para eso fueron recetados.

Cuida tu alimentación

La dieta de los enfermos renales es bastante restringida, regularmente ordenan en alimentación, dieta libre en poca cantidad, hay que estar pendiente de que substancia esta elevada en el organismo para adecuar la alimentación y mejorar, debemos controlar el consumo de sodio (sal), potasio, fósforo , urea y creatinina, cuando somos pacientes renales prácticamente, cualquier comida nos va a elevar la creatinina, pero, si aprendemos a controlar la cantidad de alimentos que podemos consumir, se mantendrá más controlada.

Debido a que los riñones de un enfermo renal no funcionan bien, los productos de desecho, electrolitos (sodio, potasio, cloruro) y algunos minerales como el fósforo, se acumularán en la sangre lo que afectará tu salud , por lo cual, es importante cuidar los alimentos que consumas.

Hay que consumir poca agua, la cantidad que los médicos recomiendan a un paciente renal crónico en hemodiálisis o diálisis peritoneal, es de un litro como máximo al día, abstenerse de ingerir mucho líquido permitirá mantener más controlada la presión arterial.

Consejos que te pueden ser útiles para evitar consumir mucha agua.

Consume agua en mínima cantidad, caramelos duros y gotas de limón.

Cepíllate los dientes, enjuágate la boca con agua fría cuando tengas sed, también te ayudará masticar chicle.

Beber líquidos fríos en pequeños sorbos en lugar de bebidas calientes, colócate en la boca pequeños trozos de hielo, mantenlos allí, hasta que se derritan.

Debes controlar la cantidad de electrolitos a consumir, por lo cual es importante que te habitúes ha:

Consumir poca cantidad de alimentos ricos en fósforo como: El queso, leche, mantequilla de maní, frijoles, especialmente los negros, ejotes, arveja china, mariscos, bebidas gaseosas, carnes ahumados y procesados con preservantes, yogurt, helados, pan integral, cereales, nueces y queso de soya.

Ingerir baja cantidad de alimentos ricos en potasio como: Naranjas, melón, pasas, ciruela pasa, frijoles, habas, brócoli, verduras, papas, tomate, nueces, chocolate, y sustitutos de sal.

Hay que tratar de consumir baja cantidad de alimentos ricos en sodio como: Carnes procesadas (jamón, salchichas, salamis etc.), evita las comidas rápidas, sopas, salsas en lata o congeladas y sal de mesa.

La limitación de los productos que podemos consumir siendo pacientes renales es extensa, por eso, nos indican que podemos consumir de todo, pero en poca cantidad para que nuestra nutrición este lo más balanceada posible, cooperando con nuestra dieta, estaremos ayudando a nuestra salud, y nos sentiremos bien si seguimos los consejos nutricionales.

Los síntomas que pueden producirse por un desequilibrio en la alimentación son los siguientes:

Si consumes mucha sal te hinchas.

Cuando el potasio se eleva, te puede provocar problemas cardiacos y baja el sodio.

Cuando te baja el sodio, sentirás mucho cansancio y puedes descompensarte.

Cuando el fósforo se eleva, te provocará picazón en el cuerpo.

Para un paciente renal, también es importante ingerir calorías que están compuestas por carbohidratos , grasas y proteínas; si estas sometido a hemodiálisis o diálisis peritoneal, y no consumes las calorías necesarias, con el tiempo tu cuerpo puede comenzar a perder músculo para conseguir la energía que necesita para funcionar, esto provoca adelgazamiento, las personas diabéticas deben buscar asesoría diferente a los demás pacientes, puesto que cada caso tiene limitantes en cuanto al consumo de calorías.

Trata de consumir diariamente, huevos, pescado, pollo, pavo, carne de res,

Crema, miel de abeja, jalea y aceite de oliva, los diabéticos, deben ser muy cuidadosos con el consumo de azúcar.

También son importantes los alimentos ricos en proteínas como los siguientes:

Carnes magras frescas (sin gordo y sin hueso), pescado, pollo sin piel, huevos y claras de huevos.

Debes controlar la cantidad de fósforo que ingieres, pues si consumes demasiado puede hacer que pierdas calcio, lo que debilitará aún más los huesos, esto puede hacerte propenso a sufrir una fractura, también puede que sufras de picazón y dolor de huesos, estos son efectos secundarios del exceso en fósforo.

Cuando se está en diálisis, el potasio puede acumularse en la sangre, esto afecta los latidos del corazón, consumir demasiado o muy poco potasio, puede afectar tu salud.

Los alimentos que contienen exceso de potasio son los siguientes:
Aguacates, papas, tomates, plátanos, kiwis, melones, naranjas, leche, yogurt, frijoles, manías, nueces, semillas de marañón, etc.
También, se debe controlar el consumo de sal, los alimentos con excesiva sal pueden aumentar la sed, con sed es posible consumir demasiado líquido y esto está contraindicado en un paciente renal.

La sal está presente en forma natural en muchos alimentos, es habitual encontrar grandes cantidades en alimentos enlatados congelados y pre-cocidos.

Gracias a la colaboración de Dra. Blandina Solís, Médica Nutrióloga.

Cap. 5

Trasplante Renal
¿En qué consiste?

El trasplante renal consiste en trasplantar un riñón sano a un paciente con enfermedad renal crónica terminal, el trasplante de riñón puede ser:

De donante vivo activo (en este caso el riñón provendrá de una persona viva que está dispuesta a donar su riñón) o trasplante cadavérico (en este caso el riñón proviene de una persona fallecida).

El trasplante de donante vivo activo se divide en: trasplante emparentado (el riñón será donado por un familiar), trasplante no emparentado (el riñón será donado por una persona no familiar (esposa, esposo, novio, etc.).

Este consiste en la realización de una intervención quirúrgica (operación) en la cual un riñón sano proveniente de un donante, se colocará dentro del cuerpo del paciente, para que este riñón realice las funciones que realizaban los riñones propios del paciente que dejaron de funcionar.

Se ha logrado un porcentaje elevado de éxito en el trasplante Renal, y es una de las mejores opciones para el tratamiento.

El trasplante renal, es el tratamiento que permite una vida más normal, pero, siempre requerirá de ciertos cuidados especialmente con la dieta y con la puntualidad de tomar diariamente los medicamentos recetados (inmuno-supresores), para que no haya rechazo de riñón, durante el tiempo que funcione permitirá llevar una vida casi normal, ya que al ser trasplantado, no se necesitará de tratamiento de hemodiálisis o diálisis peritoneal.

Para poder optar a un trasplante Renal, hay que realizarse una serie de pruebas médicas a las cuales se les conoce como protocolo de trasplante.

Realizar el protocolo de trasplante puede tomar varios meses, ya que se realizan varias pruebas para determinar si el donante está físicamente apto para donar uno de sus riñones.

Información proporcionada por: doctor Vicente Sánchez Polo y Doctora Fabiola Galindo.

Trasplante Renal cruzado

Este consiste en intercambiar los donantes de distintas parejas, que por algún motivo el donante que fue inicialmente estudiado no puede utilizarse, puesto que por algún motivo hubo incompatibilidad.

Información proporcionada por: Doctor Josué Piedra Santa.

Cuando acudir a Emergencia

Pueden ocurrir varios tipos de emergencias en un paciente renal, los más recurrentes son:

Problemas estomacales y diarrea por intoxicación, si se está demasiado descontrolado, la solución es recurrir a la emergencia ellos sabrán que hacer.

Se puede adquirir infección de catéter que también puede llevarnos a emergencia.

Otro de los casos, es presión arterial alta, si los límites son demasiado elevados es mejor acudir a emergencia.

Si la presión arterial está demasiado baja, también es de acudir a emergencia.

Qué hacer ante una Emergencia

Si se presenta una emergencia, serán los familiares del paciente los que tendrán que actuar, lo primero es que se calmen ante la situación, traten de calmar al paciente y llévenlo a emergencia a la brevedad posible, ahí recibirá la atención necesaria.

Cap. 6

Algunas historias de compañeros y amigos que conocí

Me satisface compartir algunas historias de compañeros y amigos que conocí, que también han atravesado por el padecimiento de insuficiencia renal crónica terminal, como pacientes o parientes de alguien que sufrió esta enfermedad.

Historia de Don Benjamín Castro

En marzo de 2009 comencé a experimentar los siguientes síntomas, me llamaba la atención que comenzó a reducirme la cantidad de orina, cada vez iba con menos frecuencia al baño y solo orinaba un poquito, luego comencé con muchos vómitos por lo que decidí acudir a varios médicos particulares y les informé de los síntomas que yo estaba padeciendo, uno de los médicos me ordenó varios exámenes de laboratorio y según los resultados el determinó que yo estaba probablemente sufriendo una indigestión por haber consumido algún alimento o que si no probablemente sería una bacteria en mi organismo, seguidamente yo le informé que sentía mucho cansancio al caminar entonces se me indicó que era debilidad a causa de la pérdida de líquidos por los vómitos que tenía.

Luego retorné a mi hogar y continué con muchos vómitos, tomé los medicamentos prescritos por el doctor y sentí un alivio temporal, me sentí un poco mejor, pero al día siguiente continúe vomitando, nuevamente decidí acudir con otro médico porque cada vez me sentía peor, le expliqué a este otro doctor lo que estaba sintiendo, el me diagnosticó infección intestinal, me prescribió medicamentos con los cuales no sentí ningún alivio.

Al sentirme tan mal acudí a un sanatorio en donde me realizaron varios exámenes, fue allí en donde detectaron que mis riñones no estaban funcionando, a raíz de eso he sufrido de presión alta, la cual se mantiene muy por encima de los límites normales , posteriormente me recomendaron que visitara el hospital San Juan de Dios porque yo tenía mucho líquido acumulado en el cuerpo, en este centro asistencial me realizaron varios exámenes y finalmente, me confirmaron que mis riñones ya no estaban funcionando.

Por lo mal que estaba fui a parar a la emergencia de del hospital, me mandaron a una sala en donde se encuentra la unidad de hemodiálisis, y fue allí en donde me realizaron el primer tratamiento, posteriormente visité la UNAERC, allí también me realizaron varios exámenes para poder ingresar, luego, cuando ingresé, me realizaron el tratamiento 3 veces por semana, tuve que acudir a estas instituciones ya que para este entonces yo no contaba con seguro social, ya cuando obtuve mi jubilación fui trasladado al centro de hemodiálisis de zona 1 y es aquí en donde actualmente me encuentro recibiendo mi tratamiento de hemodiálisis, aquí estoy muy bien porque me gusta mucho el ambiente en esta sala, ya que aquí mis compañeros me animan, y disfruto mucho de las bromas que comparto con ellos.

La enfermedad si me ha afectado económicamente ya que no puedo desenvolverme igual que antes en un trabajo, pero igualmente me siento muy feliz porque aunque sea con limitaciones sigo vivo.

Me informaron que la causa de la insuficiencia renal en mi caso fue a consecuencia de la diabetes que padecía.

Quizá sea por la hemodiálisis pero ahora mi azúcar se mantiene mucho más controlada.

Lo bueno de esto es que debido a este padecimiento me he acercado mucho más a Dios.

Actualmente tengo 57 años, le pido a Dios que me conceda el tiempo que él considere más de vida, puesto que estoy muy feliz de aun seguir vivo, aun con insuficiencia renal no he dejado de creer y moriré creyendo en Jesucristo.

Soy un paciente de mucha fortaleza y nunca me detendré, mientras tenga vida seguiré adelante.

Don Benjamín fue uno de mis compañeros, de una personalidad muy alegre, bastante positivo y animoso, fue la primer persona que conocí al salir de la primera hemodiálisis que me realizaron en este centro, puesto que me desmayé y él fue uno de mis dos rescatadores y no paro de recordármelo durante todo el tiempo que fuimos compañeros y esto me causaba mucha gracia , me siento privilegiada por haber conocido a una persona tan simpática, él era diabético, a consecuencia de la diabetes había perdido una pierna, aun así, era una de las personas más felices con las que pude haber compartido, don Benjamín, falleció el 02 de Enero de 2014, me comentaron de su fallecimiento vía telefónica pues en ese entonces yo estaba recuperándome de mi trasplante renal aunque sentí mucha tristeza cuando me entere de su muerte, considero que él vivió una vida plena y aprendió a vivir feliz aun con insuficiencia renal por lo cual siempre lo recordaré como un buen ejemplo a seguir.

La historia de un trasplante Renal vista a través de los ojos de una donadora

Mi nombre es Aura, mi experiencia de vida sufrió cambios durante el año de 1999, fue en ese entonces cuando lamentablemente mi hijo César Arriola, fue diagnosticado con insuficiencia renal crónica terminal.

Antes de ser diagnosticado, mi hijo estaba decaído, le dio anemia, se hinchó de todo el cuerpo y le bajó el calcio, sufría de muchos calambres, sangraba de la nariz, cierto fin de semana, sufrió un desmayo, entonces las personas que le acompañaban en ese momento, lo llevaron a un centro asistencial, posteriormente los acompañantes de mi hijo nos informaron que el diagnostico era **INSUFICIENCIA RENAL CRÓNICA TERMINAL.**

Cuando recibí la noticia les decía que estaban equivocados; que no podía ser cierto, pedí que revisaran si el expediente era el correcto o se habían equivocado, para mí... No podía ser verdad.

Esta enfermedad, agobia hasta el ser más fuerte que pueda habitar la faz de la tierra, me vi entre cuatro paredes, sin dinero, con una noticia nada agradable, sin órgano para donarle a mi hijo, no sabía nada al respecto de esta enfermedad por lo que opté por investigar sobre lo que se trataba, fui aprendiendo hasta el más mínimo detalle relacionado a ella, sin embargo, me era difícil aceptar la realidad.

Se me dificultaba aceptar que estuviera pasándole esto a uno de los seres más queridos por mí, siendo madre soltera pues mi hogar se había desintegrado varios años atrás, no podía estar pasándome, la negación fue mi primera reacción pero lamentablemente, era real.

Mis jefes y médico tratante, tuvieron que hacerme entrar en razón y aceptar las cosas como eran, después de estar en negación por un lapso de 6 meses aproximadamente.

Para ese entonces, César ya estaba recibiendo tratamiento de hemodiálisis en un hospital privado, mi hijo fue el primer paciente de esa área motivo por el que aún lo recuerda la administración de aquel entonces.

Con la moral en el sótano, me dirigí al Hospital San Juan de Dios, con el fin de inscribirlo en el plan cadavérico.

César, estuvo año y medio en hemodiálisis, contacté a doctor Manuel Toledo, gracias a una clienta de la empresa para la que yo laboraba, pude conocer al doctor quien se encontraba en el hospital General San Juan de Dios como director del área de trasplante Renal , al comentarle nuestro caso, me preguntó que si estaba dispuesta a someterme a las pruebas para protocolo de trasplante y verificar si era apta y potencial donante, a lo cual respondí con un sí rotundo, el proporcionar un órgano sería una gran satisfacción para mí pues podría darle vida por segunda vez a quien tanto significaba para mí.

El primer examen fue el de histocompatibilidad, verificar la compatibilidad entre ambos era el primer paso, el resultado fue de 50%, proseguimos con las siguientes pruebas y esto nos tomó aproximadamente dos meses, después de completar el protocolo ingresamos a quirófano el 22 de mayo de 2001, uno de los grandes apoyos para mí fue el Doctor Julio Silva quien me informo acerca de lo referente al proceso del trasplante Renal, y sobre todo agradezco el apoyo moral que el doctor me brindó.

Al momento de la cirugía el riñón comenzó a funcionar inmediatamente en el organismo de César, al despertar de la anestesia lo primero que hice fue preguntar cómo se encontraba mi hijo, la respuesta fue... Está bien, me sentí contenta porque era lo que esperaba, habíamos obtenido el mejor de los resultados.

César se recuperó en la casa de una de sus amigas, estuvo viviendo allí 6 meses, en lo que a mí respecta, regresé a mi casa y me encargué de mis cuidados, trataba de comer de todo pero con poca cantidad de grasa.

Me tomó un mes sentirme bien nuevamente y comencé a trabajar, pude volver a ver a César pasados 6 meses, solo manteníamos comunicación telefónica.

Luego, el Doctor Toledo, médico tratante, nos proporcionó la hoja de traslado para otro centro asistencial, en dicho documento se explicaba que mi hijo ya había sido trasplantado y que hacían el traslado para que siguiera el tratamiento y los controles correspondientes para una persona trasplantada.

Después de ese período mi hijo comenzó a tener una vida prácticamente normal, él comenzó a trabajar y por supuesto se sentía mucho mejor.

Hoy diariamente agradezco a Dios, ambos estamos bien, borré de mi archivo mental los amargos momentos que pasé, recuerdo con emoción lo excitante de la situación, agradeceré siempre a mis ex jefes, quienes emprendieron la lucha junto conmigo, recordando además a todas las personas que nos apoyaron económicamente, pues, tuvimos que recurrir a la ayuda pública.

Lamentablemente... donar órganos es una cultura con la que no contamos, espero que esta historia sea de motivación para quienes tengan el placer de leer este libro, y se conviertan en los próximos donadores, gracias a esta experiencia, soy **MADRE SATISFECHA,** los momentos tan crueles por los que atravesé, me enseñaron a valorar mucho más al ser humano, y lo que el Creador del Universo me dé cada día, sea poco, mucho o nada.

Aprovecho para agradecer con especial afecto y aprecio a:

Doctor Manuel Toledo, Doctor Julio Silva, Doctor Roberto Pierri, profesionales que nos brindan apoyo incondicional en todo momento, a Dios... todas sus generosidades y por haber puesto a personas como ellos en nuestro camino
Siempre hay, y habrá Ángeles junto a nosotros en el preciso momento que los necesitemos.

Historia de María de Los Ángeles

No recuerdo exactamente la fecha ni el día en que fui diagnosticada con Insuficiencia Renal Crónica Terminal; pero sí tengo presente todo como si hubiese sido ayer, por la manera tan cruel y dolorosa que recibí la trágica noticia de parte de un médico Hematólogo, muy famoso en nuestro país, quien derrumbó en un instante mis sueños y mi vida.

Ese día; mi Madre me acompañó a consulta con este médico, por razones ajenas y no por tener sospecha de una enfermedad renal. Este hombre recio, voluptuoso, canoso y muy serio, nos sentó frente a él, y analizó unos exámenes previos a la consulta, nos vio y nos dijo: ¡Usted tiene fallo renal!, de no recibir un trasplante, usted se puede morir, o puede someterse a tratamiento de un riñón artificial. Las dos nos vimos las caras con asombro y perplejidad, cual pálidas parecían una hoja de papel y rompiendo en llanto, no sabíamos exactamente qué decir o qué hacer.

Sólo recuerdo que pensé que la vida se me iba, y que no tenía posibilidad alguna de salir adelante. Nos retiramos de la clínica agobiadas, afligidas y llorando, no sabíamos para dónde caminar. Debíamos tomar distintas rutas después de la fatal noticia. Cada quien tomó su camino, con sus propios pensamientos, miedos y angustias, pero confiando desde ese momento en que Dios no nos desampararía y nos mostraría el camino para salir adelante de esta situación tan terrible.

Así comenzó mi calvario, como paciente de insuficiencia renal. Al saber el diagnóstico nos dimos a la tarea mis padres y yo de buscar un médico Nefrólogo, ya que no teníamos idea de lo que era la enfermedad, un trasplante renal y mucho menos los tratamientos que sustituyen al riñón, siendo estos Hemodiálisis y Diálisis Peritoneal.

Por referencia de un amigo médico de mis padres, el Dr. Rolando Francisco Iriarte, con especialidad en Oncología, nos refirió a su sobrino el Dr. Leonel De Gandarias Iriarte, quien desde el primer momento se convirtió en mi Ángel de la Guarda, y que estuvo conmigo desde esa primera cita, pendiente con mis consultas, mis tratamientos, hemodiálisis como diálisis peritoneal, finalmente el tan anhelado y esperado trasplante renal, el cual nunca soñé en que llegara a realizarse.

Quiero y aprovecho la oportunidad de agradecer al Dr. Leonel de Gandarias Iriarte, por su cariño incondicional, su carisma, ética profesional, y por su presencia en mi vida, ya que él con delicadeza nos fue mostrando el camino para que tomáramos las cosas de mejor manera, aceptando con amor dicha enfermedad, tomando las mejores decisiones para tener una mejor calidad de vida. Pido a Dios lo tenga en su gloria y cada día que pasa lo extraño por la gran enseñanza de vida que él me dio, y sobre todo... porque siempre me sentí amparada y segura de sus recomendaciones.

Finalmente, después de dos años de tratamiento tomado; el médico nos dijo que los medicamentos no estaban funcionando, puesto que un componente de la orina (creatinina) iba subiendo cada día, llegó el momento que ya no podía orinar, me estaba hinchando de todo el cuerpo y mi hemoglobina estaba por los suelos.

No recuerdo la fecha exacta, pero me desperté de madrugada sin poder respirar, mis padres angustiados llamaron inmediatamente al Nefrólogo, contándole lo que me estaba ocurriendo, por lo que él dio instrucciones precisas para que me llevaran a la emergencia de un Hospital donde él nos estaría esperando, porque los pulmones estaban congestionados y llenos de líquido. Esto significaba que era ya el momento de entrar a un tratamiento más severo.

Recuerdo, que apenas logré bañarme y cambiarme, mis pulmones ya no daban más, me quedaba sin oxígeno, entonces emprendimos camino para el Hospital, y para la primera Odisea que significaba el experimentar lo que era estar conectada a una máquina de Hemodiálisis.

Cuando llegué al Hospital mi médico tratante ya me estaba esperando, me pusieron oxígeno el cual no era suficiente por la gravedad que llevaba, no sé cuánto más esperé, hasta que llegó un cirujano para hacerme una incisión en la ingle, y conectarme la arteriovenosa preparándome así para conectarme a la máquina que hacía de riñón artificial.

Se inició el tratamiento de hemodiálisis, pasaron las horas y los pulmones quedaron libres de líquido, pude respirar. Pero desde ese momento, empecé a recibir la hemodiálisis tres veces por semana, cada uno de cuatro horas, así pasé dos meses.

Después de ese tiempo que pasé en la máquina, tuve varias gravedades, porque mi organismo no toleraba este tratamiento, varias veces perdí el conocimiento por unos instantes en la máquina, por lo que el médico tratante me recomendó utilizar el tratamiento de Diálisis Peritoneal.

Posteriormente, estuvimos de acuerdo en realizar la cirugía menor para implantar el catéter en el peritoneo y empezar con el tratamiento de Diálisis Peritoneal en casa, el cual me funcionó muy bien durante el año que lo realicé. Fue un gran alivio para mí este cambio, el cual en mi caso fue más ventajoso que la Hemodiálisis, puesto que no perdía sangre, el tratamiento se puede realizar en la comodidad de la casa, en ambiente aislado, totalmente estéril, y con las medidas de higiénicas prudentes.

Una semana después de la implantación del catéter, el 20 de enero de 1997, día de mi cumpleaños, me desperté tipo 4:00 o 5:00 a.m., porque sentía que me ahogaba, no podía respirar, y tenía mucha tos.

Como pude llegué al dormitorio de mis padres, sin saber lo que realmente me pasaba. Cuando encendieron la luz me vieron bañada en sangre, esta brotaba de la boca, nariz y oídos, recuerdo a lo lejos sus gritos desesperados porque creían que el catéter que me habían puesto una semana antes había perforado algo por dentro.

Fueron momentos aterradores para todos, recuerdo que me fui caminando a la sala para tratar de salir de la casa y así mis padres me pudieran llevar al Hospital, entre su gran nerviosismo y angustia, no pudieron abrir la puerta de entrada, mientras yo me desmayaba en la sala.

De pronto... Dios me envía un Ángel Bendito, quien era mi vecino, su nombre es Willy, él se tuvo que saltar la reja del portón y pedirles a mis padres que le tiraran la llave para poder abrir la puerta, sacar el carro y llevarme al hospital.

Logró finalmente hacerlo, y cuando me introdujeron en el vehículo defequé, siendo esto señal de que había muerto, mis padres gritando le decían a Willy que ya no me llevara, que ya no se podía hacer nada por mí porque ellos asumían que yo había fallecido, pero gracias a la perseverancia de Willy quien insistió para que me llevarán, cuando llegamos al hospital el me entró en brazos, allí me volvieron a la vida nuevamente. Estuve una semana en intensivo con neumonía, pero gracias a Dios vencí nuevamente a la muerte.

Durante un año tras haber empezado con la diálisis peritoneal, empecé a notar mejoría en mi salud, el tratamiento era más amigable conmigo, podía hacerlo en mi casa, obviamente con fuertes medidas higiénicas correspondientes para que no se me infectara el catéter.

Una prima, no muy cercana a mi persona con la que nos veíamos muy esporádicamente conversó con mis padres, en la conversación les dijo que no se preocuparan por mí, que ella tenía toda la voluntad de ser mi donante, no cabe duda que la bendición de Dios se hacía más evidente cada día.

Se empezó con el protocolo de trasplante en el Instituto Guatemalteco de Seguridad Social, al terminarlo ; fui enviada a México , tuve la suerte de que mi Nefrólogo el doctor Leonel de Gandarias había estudiado en ese país y el Cirujano que me estaría realizando el trasplante había sido su catedrático y mentor, así que El Doctor Gandarias me recomendó con el médico en mención, quien fue el pionero en trasplantes del bello México, y para mí ha sido un ángel hasta hoy día, finalmente; el 09 de marzo de 1998, gracias a Dios y a mi prima, se efectuó el mismo, afortunadamente saliendo bien la cirugía.

A la semana siguiente de realizado el trasplante, egresé del hospital, al otro día regresaba para Guatemala, pero en el Hotel por la noche al sentir la necesidad de micción ya no pude hacerlo, solamente orinaba gotas de sangre. De inmediato se llamó al cirujano y al equipo que había participado, quienes llegaron en un lapso de 30 minutos al Hotel.

El Doctor advirtió a mis padres, que iban a ponerme una inyección para ver si se trataba de un posible rechazo, él nos dijo; que si al terminar de inyectarme yo vomitaba, era porque me estaba enfrentando a un rechazo agudo.

No había terminado el médico de inyectarme cuando en el instante vomité, mi mundo y el de mis padres se vino abajo, pensé que la muerte rondaba nuevamente.

En ese momento se canceló el viaje para Guatemala, y ordenó el médico que me ingresaran nuevamente al Hospital, desafortunadamente estábamos sin finanzas disponibles pues se había invertido en el hospital.

Mi médico era Director de todos los Hospitales Estatales de México, me envío a uno de ellos, quedándome con una crisis de rechazo por un mes más, afortunadamente gracias a Dios, mi donante y el equipo de médicos profesionales me lograron sacar adelante.

Hasta el día de hoy tengo 16 años de trasplante exitoso, aunque he tenido algunas crisis ajenas al mismo, sigo dando gracias a Dios y a la vida por tenerme aquí. Puedo considerarme luchadora y guerrera, siempre tuve fe en Dios para poder salir adelante.

Aprovecho la oportunidad para agradecer a mis padres, Margarita mi donante, por ese noble gesto de amor incondicional que ella tuvo para mi persona, algo invaluable y por el milagro de vida, siempre estuvieron conmigo, en mis crisis, dolencias, ratos de ira, de flaqueza y querer morir. **Simple y humildemente GRACIAS!**

Espero ser un ejemplo para todos aquellos que vienen detrás de mí padeciendo de esta enfermedad agobiante y triste para la cual tenemos las opciones de un tratamiento como la Diálisis Peritoneal, Hemodiálisis o finalmente un Trasplante Renal, cualquiera de estas opciones mejoran nuestra calidad de vida.

Hoy día, llevo una vida normal, logré graduarme en la Universidad Rafael Landívar, con el título de Licenciada en Administración de Empresas, me recibí como Enfermera Auxiliar, y hace cuatro años saqué un Post-grado y una Maestría en Administración Hospitalaria.

Conocí a un hombre encantador desde hace cuatro años, quien me ha apoyado y me ha tratado con toda la dulzura y consideración del caso, ya que su padre no contó con la misma suerte que yo, y murió de insuficiencia renal.

No me queda más que vivir la vida como si fuera el último día , poner mis conocimientos y mi experiencia para apoyar a los pacientes renales y dar gracias, especialmente a ti Mayrita, te agradezco por darme el espacio en tu libro para contar mi historia.

Dios te bendiga y te dé larga vida, para instruir a los pacientes con Insuficiencia Renal... esa es nuestra misión.

Mi experiencia de trasplante Renal

Como mencioné anteriormente, uno de los tratamientos recomendables para la insuficiencia renal crónica es el trasplante renal, oportunidad que decidí tomar.

Se me explicó que hay dos tipos de trasplante, el de donante vivo, y la de donante cadavérico.

En mi caso, fue trasplante de donante vivo, puesto que mi hermana 3 años mayor que yo, decidió donarme uno de sus riñones, ambas comenzamos el trámite de trasplante, nos sometimos a varios exámenes ordenados por el Doctor Josué Piedra Santa, a los cuales se le llama protocolo de trasplante, allí el Doctor revisó si éramos compatibles por medio del examen de histocompatibilidad, el resultado fue positivo, por lo tanto continuamos con el resto de análisis, si no hubiéramos sido compatibles aún quedaba la opción de que me practicaran un trasplante cruzado.

Mi hermana y yo tuvimos un 50% de compatibilidad, algunos otros obtienen 95 y hasta un 99%, pero con 50% es suficiente para continuar con los estudios, posteriormente conocimos al Doctor Miguel Castillo, con quien continuamos sometiéndonos a varios análisis, a mi donadora (mi hermana) se le realizaron más que a mí (receptor), el proceso lleva varios meses.

Al principio, yo no estaba muy convencida de que mi hermana me donara uno de sus riñones, tenía miedo de que en el futuro esto pudiera afectar su salud; En el proceso de realizar el protocolo de trasplante, mi hermana y yo conocimos a la doctora Fabiola Galindo, una persona bastante especial que nos orientó en el proceso y nos explicó en qué consistía el trasplante.

Nos dijo que la persona que dona prácticamente llevará una vida normal, que si debe educarse para alimentarse de una manera sana, y tratar de mantener su peso, no solo por haber donado uno de sus riñones sino por su salud en general pero por lo demás todo sería normal.

Escuchar esta explicación me tranquilizo de sobre manera aunque aún continuaba con temor de que alguien más tuviera que sufrir por tratar de restablecer mi salud, mi hermana siempre estuvo dispuesta a donarme y su decisión fue definitiva.

Mientras tanto, seguía asistiendo a mis tratamientos de hemodiálisis y me mantenían bastante bien, siempre ocurrían algunas eventualidades y tuve que atravesar por algunas emergencias, pero, siendo paciente renal creo que es inevitable atravesar por esas circunstancias, al transcurrir de varios meses finalmente terminamos el protocolo.

Finalmente, mi hermana y yo tuvimos una reunión con los médicos en la cual ellos realizan una serie de cuestionamientos , me preguntaron si había tenido algún catéter colocado en la pierna, posteriormente me entere que de preferencia no hay que colocarse catéter en esa área si se tiene pensado trasplantarse, me advirtieron que debía aprender a controlar mi peso, porque uno de los esteroides que me administrarían probablemente me daría mucha hambre y me haría aumentar más de peso, y eso no es bueno para el nuevo riñón , finalmente me informaron que iba a ser trasplantada el 17 de diciembre de 2013, mi hermana y yo debíamos ingresar domingo por la tarde y seriamos intervenidas día martes.

Realizamos los procedimientos necesarios e ingresamos, mi hermana fue llevada a otra área y yo fui ingresada al área de trasplante renal, en la habitación # 294, la habitación estaba ubicada cerca del quirófano, me encontraba sola.

Coloqué mis cosas y no dejaba de pensar en la cirugía, se me dificultaba quitarme de la mente el temor de que le sucediera algo a mi hermana (posteriormente comprendí que todos aquellos pacientes que vamos a recibir el órgano de algún familiar o amigo tenemos ese tipo de preocupación), la única manera que encontré de tranquilizarme fue ponerme en oración, luego de eso me calmé, dejé las cosas en manos de Dios para que hiciera su voluntad sobre nosotras.

Ese mismo día me tomaron signos vitales y muestras de orina, al día siguiente estuvieron monitoreando constantemente mis signos vitales (presión, temperatura), mi presión regularmente se mantenía alta, me indicaron que tomara mis hipertensivos como habitualmente acostumbraba.

Día lunes fue prácticamente la misma rutina, llegó la Doctora Fabiola Galindo y modificó la dosis de Hipertensivos, consideró que la que estaba tomando no era la adecuada porque mi presión continuaba alta, con la modificación, mi presión mejoró considerablemente.

Lunes por la tarde, trasladaron a mi hermana a la unidad de trasplante, la instalaron en la habitación # 294 en donde yo estaba, a mí me trasladaron a la habitación de enfrente, la número #293, habitación en la cual tienen el equipo necesario por si se presentara una emergencia.

Sentí tranquilidad al tener cerca de mi hermana, fui a su habitación y le agradecí, le pregunté una vez más si estaba segura y me repitió que sí, luego comenzaron a aplicarnos medicamentos.

Día Martes, nos visitó la Doctora Agualuz Hernández, ordenó que nos colocaran un suero y antes de entrar a cirugía me inyectaron heparina, mis nervios se alteraron cuando primero ingreso mi hermana porque temía mucho por su vida.

Cuando mi hermana ingresó a quirófano, ahí se encontraba el equipo médico, quienes serían los encargados de realizarle la procuración o nefrectomía (extracción de riñón), posteriormente ingrese yo.

La anestesióloga tomó mi presión, nuevamente estaba alta, me preguntó ¿está nerviosa? Respondí... SI, me tranquilizó diciéndome´... no se preocupe, no va a sentir nada, cuando despierte todo habrá pasado, le agradecí, pero, yo sabía que la verdadera razón de mis nervios era el no saber el estado exacto en que se encontraba mi hermana, después de que la anestesióloga me inyectó, comencé a sentir sueño, vi nublado, después no supe más, no sé cuántas horas estuve dormida, solo sé que fue por un largo tiempo.

Después; comencé a escuchar voces que me llaman por mi nombre ¿me escucha? Me decían, efectivamente la escuchaba y trataba de ver a la persona que me hablaba, pero, no lograba mantener los ojos abiertos, luego me di cuenta que estaba rodeada por un grupo de enfermeras que me tenían colocada en la cama, ¿se siente mal verdad? Preguntó una de ellas, no recuerdo haber respondido, puesto que tenía colocado oxígeno y me estaban monitoreando los signos vitales, estuve con oxígeno solo por un tiempo, luego pedí que por favor me lo retiraran, la enfermera me indicó que iba a probar quitármelo pero que si tenía dificultad para respirar, me lo colocarían nuevamente, después de quitármelo no fue necesario que me lo colocaran nuevamente.

Me comentaron las enfermeras que mi hermana también les había pedido que se lo retiraran, también pudo permanecer respirando bien sin ayuda de oxígeno, una enfermera hizo una broma diciendo "hay que bueno que ya no lo necesita porque se acaba" luego rió, aunque estaba canalizada en ambos brazos puesto que me estaban colocando sueros a los que llaman reposición, me causó mucha gracia lo que la enfermera dijo, definitivamente es bueno darle un toque de humor a cualquier situación.

Cuando me encontraba plenamente consciente , pude escuchar que monitoreaban mi corazón, los monitores son ruidosos, y los sueros que colocan como reposición son bastantes; pero esto es necesario pues lo hacen para hacer trabajar el nuevo riñón , al principio, no me había percatado de donde estaba la orina, entonces, una enfermera entró e indicó "está dando muy bien", voltee a ver y me di cuenta que había una bolsa plástica con orina, esto era una sonda llamada sonda folie, por allí es donde estaba orinando, me dijo que cuando uno comenzaba a orinar el resultado era alentador.

Al día siguiente de la Cirugía, me sentaron, tenía temor pensaba que sentarme sería doloroso, finalmente; hacerlo no fue tan difícil puesto que primero acomodaron la cama, y varias enfermeras me ayudaron a sentarme.

El primero en llegar después de la Cirugía fue el doctor Josué Piedra Santa, le pregunté por mi hermana ;me dijo que estaba bien, después me informó que el riñón estaba respondiendo favorablemente, que los exámenes de creatinina habían dado resultado favorable , cuando entre a operación mi creatinina estaba en 9.8 , este día ya había bajado bastante, después me dijo, que las primeras 24 horas eran críticas, cuando me lo dijo habían trascurrido 12 horas, la mitad del tiempo, al día siguiente llego la doctora Agualuz Hernández y me informó que el resultado seguía siendo positivo y la creatinina había bajado a 0.98 parámetro normal.

Un día después tuve la oportunidad de conocer al Doctor Carlos Fernando Herrera Nájera, Médico Cirujano que nos realizó el trasplante, me comentó, que el riñón comenzó a eliminar orina de inmediato, dijo que el equipo de médicos estaba muy contento porque fue el último trasplante del año pero que había sido, todo un éxito.

Finalmente, me visitó el Doctor Vicente Sánchez, ya está me dijo "Ahora solo tienes que tener paciencia".

Tener colocada la sonda Foley por 6 días fue bastante incomodo pero el doctor Carlos Herrera me explicó que era necesaria para evitar infección en la uretra, es por eso que se debe tener colocada por varios días, conocí a compañeras trasplantadas que debieron tenerla por 15 días; e incluso durante un mes, no importa la incomodidad; lo que verdaderamente importa, es nuestro bienestar ,y si para eso hay que tener más tiempo la sonda Foley , pues hay que armarse de paciencia y tenerla el tiempo que los médicos consideren necesario.

Sensaciones que se pueden percibir después del trasplante

Sentirás vibración en el riñón y sensación de movimiento.

Tendrás dificultad para respirar y sensación de cansancio.

Puede que sientas temblor en las manos (es efecto de uno de los inmunosupresores)

Sentirás dolor (será temporal, cederá con el paso de los días)

Incomodidad de tener la sonda Foley pero es necesaria.

Puede que te hinches.

El riñón podría no reaccionar de inmediato.

Puedes tener presión alta.

Experimentaras desesperación.

Podrías tener miedo (tu mayor temor será experimentar rechazo).

Probablemente te coloquen un catéter doble " J" (es un soporte que se le coloca a la uretra cuando está dañada, regularmente se le aplica a los pacientes que reciben trasplante cadavérico, eventualmente es posible que se le coloque a un paciente que recibe un riñón de donante vivo pero es muy raro), a mí no me lo colocaron.

Finalmente, la Doctora Galindo me retiró el catéter, fue muy agradable cuando me lo retiró, puesto que me sentí libre, ese mismo día me dio de alta, y me fui a casa para continuar mi período de recuperación.

Estuve internada 9 días, conocí otras pacientes que estuvieron internadas un mes o mes y medió debido a complicaciones que se les presentaron, luego de ese periodo pudieron volver a casa.

Cuidados durante el periodo de recuperación

Al salir debes estar en aislamiento en tu casa, tendrás que contar con una habitación para ti solo (a), idealmente, que tenga servicio sanitario solo para ti , (baño y regadera), el cual deberá desinfectarse diariamente, de preferencia con cloro, las sábanas de la cama, las toallas de baño y secado de manos, también deberán cambiarse diariamente y preferentemente, que sean de color blanco durante el primer mes, la alimentación debe cuidarse especialmente durante los primeros treinta días , no debe consumirse nada de grasa, los alimentos deben ser solo cosidos, se puede consumir: carne de pollo, verduras y frutas cocidas, jamás crudas (durante el primer mes) porque pueden provocar infección intestinal que puede convertirse en algo grave.

Necesitarás de una persona que te asista con los cuidados necesarios, idealmente, tiene que ser una persona de tu confianza, que no padezca de gripe con frecuencia puesto que puedes adquirirla y esto expondría tu vida, la persona no debe fumar , ni beber, porque tu no podrás estar expuesto al humo de cigarrillo, y por supuesto, tampoco a bebidas alcohólicas, en mi caso; se encargó de mis cuidados mi tía, quien fue la persona que se dedicó a realizar la limpieza y preparar los alimentos de la manera más apropiada posible.

Se debe utilizar mascarilla todo el tiempo, para evitar adquirir gripe o alguna enfermedad viral, se debe evitar recibir visitas por lo menos el primer mes; pero, idealmente será mejor si se evitan por más tiempo, después, de los dos meses es más seguro recibirlas, siempre y cuando no estén enfermas de gripe ni diarrea, por los inmunosupresores que tomamos, las defensas están bajas, y podemos adquirir las enfermedades de nuestras visitas con mucha facilidad, no olvides utilizar la mascarilla cuando recibas visitas.

Hay que evitar levantar cosas pesadas, tratar de no estirarse mucho, es importante realizar ejercicio diariamente pero durante el primer mes; debe ser leve, debes caminar por 30 minutos , divididos en tres sesiones de 10 minutos cada una, durante el segundo mes, debe aumentarse a 45 minutos divididos en 3 sesiones de 15 minutos cada una, yo caminaba después del desayuno, almuerzo y cena, el ejercicio es bastante importante , da dificultad el primer mes, porque estaremos adoloridos, pero, gradualmente se convertirá en hábito normal.

Al haber sido trasplantada (o) deberás tomar medicamentos inmunosupresores, serán bastantes al principio y gradualmente te irán reduciendo la dosis, hasta determinar cuál es la que se ajusta a tus necesidades.

Estos medicamentos son indispensables para mantener activo tu nuevo riñón, por lo cual, debes ser extremadamente cuidadoso, no puedes olvidarte de tomar ninguna dosis, al hacerlo tu nuevo riñón puede dejar de funcionar y esto tendría serias consecuencias para ti.

¿Qué es el rechazo de riñón?

Durante estés realizando tu protocolo de trasplante también te informaran sobre lo que es el rechazo.

Es un proceso en el cual el sistema inmunitario del receptor del trasplante (quien está recibiendo el riñón) ataca al órgano trasplantado, es decir tu propio cuerpo ataca al nuevo órgano pudiendo provocar serias consecuencias, para evitarlo te darán inmunosupresores y en caso de estar experimentando rechazo después de haber recibido un trasplante los médicos actuaran para tratar de salvar el nuevo órgano.

¿Que son los inmunosupresores?

Son medicamentos que se utilizan para prevenir el rechazo del riñón trasplantado, ya que nuestro organismo lo percibe como un cuerpo extraño y su primera reacción será rechazarlo, para evitar esto, es necesario que tomemos los medicamentos inmunosupresores para reducir la actividad del sistema inmune y disminuir el riesgo de rechazo.

Serán varios los medicamentos que tomaremos, pero son fundamentales para que el nuevo riñón pueda funcionar de la mejor manera posible, es importante tomárselos a la hora exacta todos los días, cada uno de los inmunosupresores tienen una función específica.

Los médicos te indicaran la dosis necesaria, jamás hagas ajustes por tu propia cuenta, esto sería una situación altamente peligrosa que pondría en riesgo tu riñón trasplantado.

Información que debes proporcionar si piensas optar a un trasplante renal

Es importante saber que si estas interesado en optar a trasplante renal, **no debes recibir o haber recibido ninguna trasfusión sanguínea**, si sufres de una emergencia en la cual tu hemoglobina baje mucho, inmediatamente debes informar que estas aplicando para trasplante , que no puedes ser trasfundido (recibir trasfusión sanguínea) , tratarán de restablecerte con inyecciones de hierro y eritropoyetinas, no debes olvidar mencionar esto porque es de suma importancia para el trasplante, **si ya habías recibido transfusión sanguínea aunque sea varios años atrás y estas realizando tu**

protocolo de trasplante, debes informárselo de inmediato a los médicos que están llevando el control del proceso , ellos te indicarán que procede.

Alimentación en un paciente trasplantado

Durante el primer mes, la dieta será bastante restringida, hay que ingerir alimentos solo cocidos, evitando en la medida posible todas las grasas, se puede consumir pollo sin piel, pescado (solo cocido o al vapor), y, si no se consume pescado será importante apoyarte consumiendo capsulas de Omega 3, puesto que estos nutrientes son de suma importancia, hiervas y frutas bien desinfectadas y cocidas, no crudas, durante el primer mes no se podrá incluir el frijol entre los alimentos.

A partir del segundo mes, se podrán comenzar a incluir en la dieta algunas frutas crudas, pero, será gradualmente (se puede iniciar con: manzana, melón y papaya) semanalmente se debe probar con una nueva fruta para ver si se tolera, para este entonces ya podrá consumir frijol, pero, solo cuatro onzas una vez por semana, si lo toleras bien podrás comerlo tres veces por semana en la misma cantidad.

Gradualmente, te irán liberando la dieta, pero siempre tendrás que tomar en cuenta la siguiente información:

Los alimentos que hay que evitar son:

Margarina, mantequilla, leche entera, quesos, crema, yogurt, evitar todas las grasas trans que son: mayonesa, margarina, también aquellos alimentos enlatados que contengan grasa, aunque en la etiqueta se lea Light (indicando que son bajos en grasa).

Se debe evitar el gordo de las carnes rojas, y deberá retirarse la piel del pollo antes de consumirlo, no comer ceviches, ni productos de mar (Mariscos), más adelante lo permitirán pero solo una vez por mes.

Para cocinar, debe utilizarse aceite de maíz o canola, el aceite de oliva puede consumirse pero, como un condimento, no para cocinar (al ser cocinado pierde sus propiedades).

Cuando se es trasplantado hay que mantener especial cuidado con los niveles de colesterol, triglicéridos, glucosa, ácido úrico, creatinina y nitrógeno de Urea, por lo que es importante conocer los alimentos que los elevan.

Alimentos que elevan los triglicéridos: azúcar común, carbohidratos refinados (pan, pastas, arroz, helados), derivados del azúcar.

Para endulzar es preferible utilizar azúcar morena o miel de abeja, ya que estas contienen menor cantidad de triglicéridos.

Los siguientes alimentos elevan el ácido úrico, creatinina y nitrógeno de Urea.

Carne de cerdo (contiene demasiada grasa), todos los derivados de cerdo: jamón, salchichas, chorizos, etc. contienen demasiada sal, lo que es perjudicial para el nuevo riñón, mariscos, consomé, aguas gaseosas, bebidas alcohólicas, chocolates, leche entera.

Puedes consumir preferentemente tortillas en lugar de pan, leche descremada al 0%, verduras, hierbas de todo tipo cocinadas en diferentes estilos.

Evita el consumo de lechuga sobre todo en lugares públicos, ya que si no es bien desinfectada, puede causarte graves problemas intestinales.

Gracias a la colaboración de Dra. Blandina Solís Médica Nutrióloga.

Hay que tener especial cuidado con la picadura de animales ponzoñosos

Para un paciente trasplantado es de vital importancia el cuidarse de la picadura de animales ponzoñosos, puesto que puede poner en peligro tu vida, aunque algunas veces es inevitable, es importante saber las posibles reacciones que tendremos si nos llegara a suceder.

A los cuatro meses de trasplantada, fui picada por un alacrán, el animal caminaba por la calle, no me di cuenta, y lo pisé, reaccionó y me pico el dedo del pie atravesando mi zapato, el dolor de la picadura fue intenso, inicialmente pensé que había pisado una aguja, pero al mirar hacia abajo, observe que era un alacrán, al llegar a casa me colocaron hielo y en cuanto se calmó el dolor me informé de las posibles consecuencias.

Visité la página de internet de University of Maryland Medical Center, allí, investigué que cuando se sufre de picadura de un Alacrán habrán diversas reacciones, puede haber reacción leve que consiste en dolor intenso al momento de la picadura, moretón e hinchazón en el área, adormecimiento en todo el cuerpo, hasta sensación de piquetes como si fuesen alfileres, al trascurrir aproximadamente dos horas, se manifiesta inquietud, sudoración y náusea, justamente experimenté todos esos síntomas, por haber sido reacción leve, no acudí a la emergencia.

Pero se debe estar atento pues también se pueden producir reacciones verdaderamente fuertes, en los casos más graves: el ritmo cardiaco puede ser más rápido e irregular, dificultad respiratoria, paro respiratorio, dolor en la garganta, cólicos abdominales , perdida de la conciencia entre otros síntomas, una de las primeras señales de que se está sufriendo una reacción grave a la picadura del alacrán seria el aparecimiento de ronchas en los brazos o fuerte picazón minutos después, si se presentara un caso como este, hay que acudir de inmediato a emergencia, explicar lo sucedido para ser atendidos a la brevedad, de no atenderse pronto, puede ocurrir la muerte, así que es algo importante para tomar en cuenta.

Lo ideal sería por cualquier medio evitar las picaduras de animales ponzoñosos, pero al tratarse de algo inevitable hay que estar muy atento a la reacción que se tenga al momento de sufrir una picadura.

Como acudir a exámenes de laboratorio

El día que se acude a exámenes de laboratorio, no debe tomarse ningún medicamento incluyendo los inmunosupresores, pues necesitan medir nuestros niveles, si las muestras son tomadas después de medicarnos, los resultados serán erróneos, luego de haber realizado las pruebas, ya podemos tomar la medicina con normalidad, esto es únicamente cuando nos ordenan exámenes de laboratorio, después, continuamos con la misma rutina de tomar los medicamentos puntualmente.

Una nueva oportunidad de Vida

El trasplante Renal definitivamente es una nueva oportunidad de vida, se comienzan a percibir cambios desde las primeras semanas, el cansancio que se percibe mientras se está viviendo con insuficiencia renal crónica va disminuyendo después del trasplante, ya no hay necesidad de terapia sustitutiva, día con día se está más fuerte y con ánimo de realizar diversas actividades, se notan cambios en la piel, y en general, se experimenta una gran mejoría, el ya no depender de un tratamiento sustitutivo (hemodiálisis o diálisis peritoneal) es un gran alivio y una bendición. Claro, esto no sería posible si no se contara con la buena voluntad de las personas que están dispuestas a donar una parte de su cuerpo para brindar a un ser querido una mejor calidad de vida.

Después de recibir un trasplante, se aprende nuevamente a disfrutar de esas pequeñas cosas que a veces pasamos por alto, recuerdo, que la primera vez que me pude bañar libremente bajo la regadera sin tener que estarme cubriendo, experimenté la gloria, después de un año sin poder bañarme con normalidad el poder hacerlo nuevamente fue fantástico, esta segunda oportunidad de vida es mejor porque en el camino aprendimos a valorar más las cosas, y sobre todo...apreciamos mucho más nuestra nueva oportunidad .

Actualmente, se me otorgó esa segunda oportunidad, voy a aprovechar cada momento, **VIVIENDO CON PLENITUD, MI DIA A DIA**, no importa el tiempo que dure, estaré plena y completamente agradecida.

A Dios todo poderoso por tener misericordia de mí y poner en el camino a cada una de todas las bellas personas que me han abierto un espacio en su corazón, a toda mi familia y amigos, a mi hermana, que me donó uno de sus riñones, a las familias que tan amablemente me permitieron vivir un largo tiempo en sus hogares durante el lapso del padecimiento de insuficiencia renal y durante la recuperación del trasplante, me hicieron sentir como un miembro más de sus hogares, y no como una extraña, a todos mis ex compañeros, y todo el personal del centro de hemodiálisis al que asistía, a cada uno de los médicos y enfermeras que me atendieron durante mi convalecencia del trasplante, a las personas que accedieron a compartir su historia de vida en este libro, **!Gracias, Ustedes hicieron posible esta segunda oportunidad de Vida !**

Mayra Higueros.

Agradecimientos especiales: A todos los médicos que han colaborado compartiendo información sobre lo relacionado al padecimiento renal y sus tratamientos.
Dr. Vicente Sánchez Polo.
Dra. Fabiola Galindo Castillo
Cirujano Carlos Fernando Herrera Nájera
Nutricionista y Cirujana. Edna Blandina Solís
Dr. Josué Piedra santa
Dra. Agualuz Hernández
Dr. Miguel Castillo.
A la fotógrafa Karla Chávez
A todos mis ex compañeros de hemodiálisis, al personal médico y administrativo del centro de hemodiálisis de zona 01.

FIN.

Dedicatoria

Dedico este libro a todos los pacientes renales, a mi padre Nicodemus Higueros que mientras vivió siempre estuvo apoyándome, a mi familia, a todos mi amigos y a todos los que generosamente me han apoyado compartiendo sus conocimientos.